Morris Vert

ESSENTIEL

COMPÉTENCES INFIRMIÈRES

54 guides pour la pratique infirmière

TABLE DES MATIÈRES

INTRODUCTION

Les infirmières sont les héroïnes méconnues du réseau complexe des soins de santé, apportant leur compassion, leurs connaissances et leur engagement à chaque interaction avec le patient. Les soins infirmiers sont fondamentalement liés aux capacités et aux attributs profonds que les infirmières apportent au chevet des patients, et pas seulement aux blouses blanches et à l'environnement antiseptique. Les soins infirmiers sont un travail qui exige une fusion complexe de compétences techniques, d'intelligence émotionnelle et de dévouement inébranlable, depuis le toucher délicat qui apaise les angoisses d'un patient jusqu'aux procédures médicales complexes qui sauvent des vies.

Les diverses aptitudes qui sont à la base de la prestation de soins de qualité aux patients sont présentées dans ce livre, Essential Nursing Skills, qui plonge au cœur de la pratique infirmière. Dans les prochains chapitres, nous passerons en revue les compétences de base que toutes les infirmières doivent posséder, en nous plongeant à la fois dans la science et dans l'art des soins infirmiers.

Ce livre sera un guide complet pour les infirmières en herbe et les professionnelles chevronnées, couvrant tous les aspects, du développement de la pensée critique à la gestion des dilemmes éthiques qui se posent fréquemment dans les établissements de santé, de la maîtrise de l'art de la communication efficace à la compréhension des nuances de l'administration des médicaments. Grâce à des exemples concrets, des conseils utiles et des méthodes fondées sur des données probantes, les lecteurs obtiendront des connaissances inestimables sur les compétences fondamentales qui caractérisent les soins infirmiers exceptionnels.

Les soins infirmiers sont une vocation, pas seulement une carrière. Elle nécessite une formation continue, de la flexibilité et un désir profond d'améliorer la vie des autres. En parcourant les pages de "Essential Nursing Skills", embrassons l'essence même des soins infirmiers : le dévouement inébranlable à offrir aux patients une expérience holistique, la capacité de créativité face aux obstacles, et l'influence significative qu'une infirmière bien informée et attentionnée peut avoir sur les personnes en tant qu'individus, familles et communautés.

Accompagnez-nous dans l'examen des aptitudes fondamentales qui transforment les gens ordinaires en infirmières exceptionnelles, une aptitude à la fois, et contribuez à façonner l'avenir des soins de santé.

CHAPITRE UN

L'ESSENTIEL DES SOINS AUX PATIENTS

Compétences essentielles en soins infirmiers Les compétences de base en matière de soins aux patients sont essentielles pour dispenser des soins médicaux de haute qualité. Ces compétences sont fondamentales pour la pratique infirmière et ont un impact positif majeur sur la santé des patients.

A Notation

Pour évaluer l'état des patients, identifier les changements et réagir rapidement à tout signe de détresse, les infirmières doivent faire preuve d'un sens aigu de l'observation.

Hygiène standard

Le confort et la prévention des infections sont améliorés lorsque les patients sont aidés pour leur toilette, leur bain et d'autres tâches d'hygiène personnelle.

Aide à la mobilité

L'atrophie musculaire et les escarres peuvent être évitées en aidant les patients à se déplacer en toute sécurité, que ce soit en marchant, en changeant de position dans le lit ou en utilisant des technologies d'assistance.

Administration de médicaments

L'administration précise des médicaments, la connaissance de la posologie et des effets secondaires possibles, et la surveillance de la réaction du patient sont des tâches qui incombent aux infirmières.

Soins des plaies

Pour éviter les infections et favoriser la cicatrisation, les plaies doivent être nettoyées, pansées et surveillées correctement.

Surveillance des signes vitaux

L'évaluation de l'état de santé général d'un patient nécessite la prise et l'interprétation régulière des signes vitaux, qui comprennent la tension artérielle, la fréquence cardiaque, la fréquence respiratoire et la température.

Éducation des patients

Donner aux patients et à leur famille des informations sur leur maladie, les traitements disponibles et les soins auto-administrés les encouragent à jouer un rôle actif dans leur guérison.

Intervention en cas de crise

Pour garantir une action rapide en cas d'urgence, les infirmières doivent être formées à la gestion des crises, à la réanimation cardio-pulmonaire et à l'utilisation des défibrillateurs.

Lutte contre les infections

La compréhension et l'application des mesures de contrôle des infections contribuent à stopper la transmission des maladies dans les environnements de soins de santé.

Rappelons que ces compétences améliorent considérablement l'expérience globale du patient et son chemin vers la guérison lorsqu'elles sont appliquées avec professionnalisme, gentillesse et respect.

CHAPITRE DEUX

COMMUNICATION ET EMPATHIE DANS LES SOINS INFIRMIERS

Composantes fondamentales de la pratique infirmière, une communication et une empathie efficaces sont essentielles pour établir des relations fiables avec les patients et fournir des soins de qualité.

Dialogue crucial en soins infirmiers

Communication simple et directe

Les informations doivent être communiquées, le jargon doit être évité et les patients doivent être informés de leur état, de leur traitement et des médicaments qui leur sont prescrits. L'utilisation d'un langage simple permet d'améliorer la compréhension.

Écouter attentivement

L'écoute active des patients favorise la confiance et aide les infirmières à mieux comprendre leurs besoins, leurs inquiétudes et leurs préoccupations. Une approche holistique des soins nécessite la capacité de reconnaître les indices non verbaux, ce qui est un autre avantage de l'écoute empathique.

Interaction nonverbal

L'empathie et la compréhension peuvent être exprimées par des gestes, des expressions faciales et le langage corporel. Il est possible de rassurer les patients et de faire preuve d'attention et de compassion en gardant le contact visuel et en appliquant le toucher approprié.

Compassion et assistance émotionnelle

Les infirmières doivent comprendre les sentiments de leurs patients et leur offrir un soutien émotionnel. Reconnaître leurs émotions donne un sens à leurs expériences et réduit la tension et l'anxiété.

Intelligence culturelle

Il est essentiel de comprendre et de respecter les différentes normes et valeurs culturelles. En veillant à ce que la communication tienne compte des antécédents culturels des patients, la compétence culturelle favorise le respect et la compréhension mutuels.

Interaction de groupe

La coordination des soins dépend de la capacité de l'équipe soignante à communiquer efficacement. Pour garantir des soins continus aux patients, les infirmières doivent travailler en collaboration avec d'autres professionnels de la santé et partager des informations essentielles.

L'empathie des infirmières

Considérer le patient dans sa globalité

Les infirmières qui font preuve d'empathie tiennent compte du bien-être émotionnel, social et psychologique de leurs patients, en plus de leurs symptômes physiques. Le fait d'être conscient de l'ensemble de leur situation facilite la fourniture de soins individualisés.

Se placer dans la situation du patient

L'empathie consiste à se mettre à la place du patient et à essayer de comprendre ses pensées, ses émotions et ses inquiétudes. En adoptant cette approche, les infirmières peuvent réagir aux patients avec empathie et compréhension.

La courtoisie au service de la dignité

Les infirmières respectent et valorisent l'autonomie de leurs patients tout en les traitant avec dignité et en leur permettant de participer au processus décisionnel. Le patient se sent plus en contrôle et en meilleure santé lorsque cette approche courtoise est utilisée.

Toucher bienveillant

Toucher un patient de manière appropriée, en lui tenant la main ou en lui donnant une tape rassurante, peut le rassurer et lui témoigner de l'empathie. Le toucher peut apporter un soutien émotionnel et un sentiment d'appartenance.

Contrôler les limites émotionnelles

Pour éviter l'épuisement professionnel, les infirmières doivent être capables de gérer leurs limites émotionnelles en plus de faire preuve d'empathie. Pour maintenir des soins de qualité, il faut trouver un équilibre entre le détachement professionnel et la sensibilité.

Les pierres angulaires de la pratique infirmière sont l'empathie et une communication efficace. Lorsque les infirmières sont compétentes dans ces domaines, elles peuvent aider les patients à guérir et à se sentir mieux en leur offrant non seulement les meilleurs soins physiques, mais aussi un soutien émotionnel et psychologique

CHAPITRE TROIS

COMPÉTENCES CLINIQUES EN SOINS INFIRMIERS

Les compétences cliniques essentielles en matière de soins infirmiers sont indispensables pour fournir des soins de haute qualité aux patients et garantir des résultats positifs. Voici quelques compétences cliniques essentielles en matière de soins infirmiers :

Évaluation du patient

Pour déterminer l'état d'un patient, suivre ses signes vitaux et identifier tout changement dans son état de santé, les infirmières doivent procéder à des évaluations complètes.

Administration de médicaments

Les capacités fondamentales consistent à savoir calculer les doses, à administrer les médicaments en toute sécurité et à être conscient des effets négatifs possibles.

Soins de guérison

Pour qu'une plaie guérisse et évite les complications, il est essentiel d'évaluer correctement la plaie, de changer repayments et d'appliquer des techniques de prévention des infections.

Éducation des patients

Une meilleure compréhension et une meilleure observance sont encouragées lorsque les patients et leurs familles reçoivent des informations sur leurs maladies, leurs médicaments et leurs méthodes d'autosoins.

Gestion du temps

Les infirmières doivent souvent concilier une variété de patients et d'activités. Les compétences en matière de gestion du temps garantissent que chaque patient reçoit les soins appropriés.

Contrôle des infections

Pour prévenir les maladies liées aux soins de santé, il faut connaître et respecter les recommandations en matière d'hygiène des mains, de mesures d'isolement et de techniques de stérilisation.

Tenue de registres

Pour des raisons juridiques et de continuité des soins, il est essentiel de documenter de manière précise et opportune les informations relatives aux patients, y compris les évaluations, les actions et les résultats.

La coopération

Un travail d'équipe efficace entre les spécialistes médicaux, tels que les médecins, les thérapeutes et les autres infirmières, garantit des soins aux patients bien coordonnés et complets.

Intervention en cas de crise

Établir des priorités dans le travail, rester calme sous la contrainte et agir rapidement dans des situations urgentes ou importantes.

Prendre des décisions éthiques

Pour respecter les droits des patients et
prendre des décisions conformes aux exigences légales et aux normes éthiques, les infirmières doivent résoudre des énigmes morales.

Pour affiner ces capacités et fournir des soins infirmiers de premier ordre, l'éducation, la formation et la pratique continues sont cruciales.

CHAPITRE QUATRE

ANALYSE ET RÉSOLUTION DES PROBLÈMES

Lorsqu'elles sont confrontées à des situations complexes dans le domaine des soins de santé, les infirmières doivent être capables de réfléchir de manière critique et de résoudre des problèmes. Explication de ces capacités dans le contexte des soins infirmiers :

Processus analytique

La prise de décisions raisonnées et l'analyse objective des informations sont des éléments clés de la pensée critique en soins infirmiers. Il s'agit d'avoir l'esprit ouvert, d'être observateur et d'être capable d'évaluer différents points de vue.

Évaluation clinique

Il incombe aux infirmières d'évaluer l'état des patients, de repérer les changements et de prévoir les problèmes. La pensée critique aide à prendre des décisions cliniques précises.

Participation du patient

Les infirmiers représentent les intérêts de leurs patients. Ils peuvent évaluer les traitements disponibles grâce à leur esprit critique, ce qui garantit la meilleure qualité de service.

Identification du problème

Ellefacilitatee l'identification des problèmes, la prise de conscience des raisons sous-jacentes et la résolution des problèmes.

Pratiques fondées sur des données probantes probates faisant preuve d'esprit critique, les infirmières peuvent évaluer les résultats d'études et s'assurer que leur pratique est fondée sur les données les plus récentes. Les infirmières examinent les données relatives aux patients pour repérer les tendances ou les valeurs aberrantes.

Résultats des patients

Une bonne résolution des problèmes améliore les résultats

pour les patients en résolvant les problèmes rapidement et efficacement.

Productivité

En résolvant les problèmes administratifs, les infirmières améliorent l'efficacité de la prestation des soins de santé dans son ensemble.

Coopération de groupe

La collaboration est facilitée par la capacité à résoudre les problèmes, ce qui rend les équipes de soins de santé plus productives.

Identification du problème

Les problèmes peuvent être cliniques, administratifs ou interpersonnels; les infirmières en sont conscientes. L'acquisition d'informations importantes est essentielle pour bien comprendre le problème.

Génération d'idées

Le fait de proposer des idées favorise la diversité de pensée et la créativité. peser les options, évaluer les avantages et les inconvénients et choisir le meilleur plan d'action.

Analyse des causes

Pour éviter qu'un incident ne se reproduise, les infirmières examinent les événements indésirables et en déterminent les causes sous-jacentes. Les infirmières examinent les flux de travail afin d'identifier les inefficacités et de procéder aux ajustements nécessaires pour améliorer les résultats.

Gestion des conflits

Résoudre les conflits entre les membres d'une équipe dans le secteur des soins de santé et maintenir une atmosphère de travail positive.

La résolution de problèmes et l'esprit critique sont les pierres angulaires de la pratique infirmière. Ces capacités aident les infirmières à fournir les meilleurs soins possibles aux patients, à améliorer les procédures de soins de santé et à promouvoir un travail d'équipe productif. Grâce au développement continu de leurs compétences, les infirmières contribuent de manière substantielle à la sécurité et à la qualité des soins de santé.

CHAPITRE CINQ

COMPÉTENCES TECHNIQUES POUR LES SOINS INFIRMIERS

Les compétences techniques en soins infirmiers sont nécessaires pour fournir d'excellents soins aux patients. Ces compétences englobent un large éventail de tâches et d'opérations que les infirmiers effectuent régulièrement.

Surveillance des signes vitaux

Les infirmiers doivent posséder les compétences nécessaires pour mesurer et interpréter les signes vitaux, notamment la tension artérielle, la fréquence cardiaque, la fréquence respiratoire et la température.

Administration de médicaments

Les infirmiers doivent administrer des médicaments aux patients, ce qui implique de connaître la posologie, la meilleure façon de l'administrer et les éventuels effets secondaires.

Traitement Intravenous (IV)

Il s'agit d'installer et d'entretenir des lignes intraveineuses pour l'administration de produits sanguins, de médicaments et de fluides.

Soins de guérison

Le contrôle des infections, l'évaluation et le pansement des plaies, ainsi que la promotion des plaies sont autant de domaines dans lesquels les infirmières doivent être expertes.

Évaluation du patient

Pour élaborer des plans de traitement appropriés, les infirmières qualifiées procèdent à des évaluations approfondies des patients, en tenant compte des aspects sociaux, psychologiques et physiques.

Utilization du cathéter

Si nécessaire, les infirmières doivent savoir poser et entretenir des sondes urinaires.

Examens pour le diagnostic

Pourrassurerr que les patients sont à l'aise et prêts pour les procédures de diagnostic, y compris les analyses de sang, les IRM, les radiographies et les ECG, les infirmières apportent souvent leur aide.

Contrôle des ventilators

La précision de la gestion des ventilateurs est vitale pour les infirmières en soins intensifs qui s'occupent de patients souffrant d'inconfort.

Réponse aux urgences

Pour faire face aux crises avec succès, les infirmières doivent être formées à la fois aux soins avancés de réanimation cardiovasculaire (ACLS) et aux soins de réanimation de base (BLS).

Éducation des patients

Les infirmières fournissent aux patients et à leur famille des informations sur les maladies, les traitements et les stratégies d'autosoins.

Tenue des dossiers

La facilité d'interaction entre les professionnels de la santé et la préservation des antécédents des patients dépendent fortement de la rapidité et de la précision de la tenue des dossiers.

Contrôle de la couleur

Pour évaluer et génonpharmacologiquesatients, les infirmières combinent souvent des approches non pharmacologiques, la kinésithérapie et les médicaments.

Ces compétences techniques permettent aux infirmières de fournir des soins complets et centrés sur le patient lorsqu'elles sont associées à de l'empathie et à une communication habile.